Protesi Capillari

Soluzioni Innovative per il Rinfoltimento dei Capelli

Fabrizio Silvagni

DEDICA

Dedico questo libro a tutti coloro che hanno affrontato la sfida della perdita di capelli con coraggio, determinazione . Che possa essere una risorsa di conoscenza, ispirazione e sostegno mentre intraprendete il vostro viaggio verso la fiducia e la bellezza autentica. Che ognuno di voi possa trovare conforto e speranza nelle pagine di questo libro, e che possiate camminare con fiducia verso un futuro luminoso e pieno di autenticità.

Protesi Capillari Soluzioni Innovative per il Rinfoltimento dei Capelli

CONTENUTI

RINGRAZIAMENTI

Ringrazio di cuore tutte le persone che hanno reso possibile la realizzazione di questo libro:

- Alla mia famiglia e ai miei amici, per il loro incoraggiamento e supporto costante
- Ai professionisti del settore che hanno condiviso la loro conoscenza ed esperienza.
- Ai miei colleghi e collaboratori, per il loro contributo prezioso.
- Ai miei lettori, per il loro interesse e sostegno.
- Ai miei mentori, che mi hanno ispirato e guidato lungo il percorso.
- A tutte le persone che hanno lottato con la perdita di capelli e che hanno condiviso le loro storie, insegnamenti e speranze.
- Infine, vorrei esprimere un profondo ringraziamento a coloro che hanno fiducia in me e nelle mie capacità, motivandomi a dare il meglio di me in questo lavoro.

Il vostro sostegno e la vostra fiducia significano molto per me.

Grazie di cuore.

Capitolo 1
La Storia delle Protesi Capillari

Le Origini Antiche

Le protesi capillari, conosciute anche come parrucche o toupée, vantano una lunga storia che risale a migliaia di anni fa. Le prime testimonianze di utilizzo di parrucche si trovano nell'antico Egitto, dove sia uomini che donne indossavano protesi capillari non solo per motivi estetici, ma anche per ragioni pratiche. Gli Egizi vivevano in un clima molto caldo e, spesso, si radevano i capelli per evitare infestazioni di pidocchi. Le parrucche, realizzate con capelli umani, fibre vegetali o lana, fornivano una protezione contro il sole e permettevano di mantenere l'aspetto desiderato.

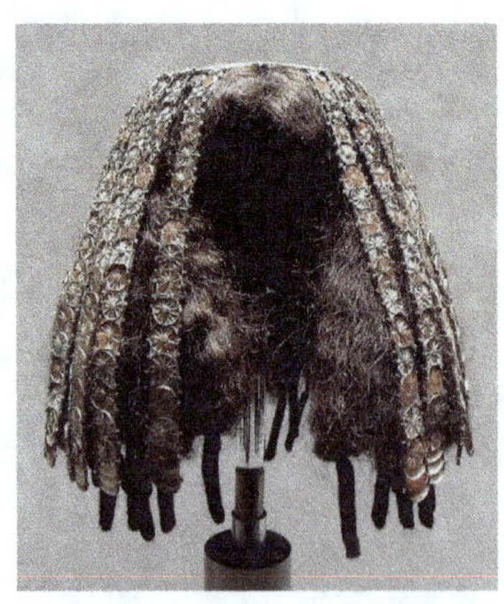

Il Medioevo e il Rinascimento

Durante il Medioevo, l'uso delle parrucche diminuì notevolmente in Europa, a causa di un cambiamento nelle percezioni culturali e religiose. Tuttavia, con il Rinascimento, l'interesse per le parrucche riemerse, specialmente tra le classi alte. Le parrucche divennero un simbolo di status sociale e ricchezza. Ad esempio, in Francia, durante il regno di Luigi XIV, le parrucche erano estremamente popolari. Il re stesso indossava parrucche elaborate e voluminose, e questa moda si diffuse rapidamente tra i nobili e gli aristocratici.

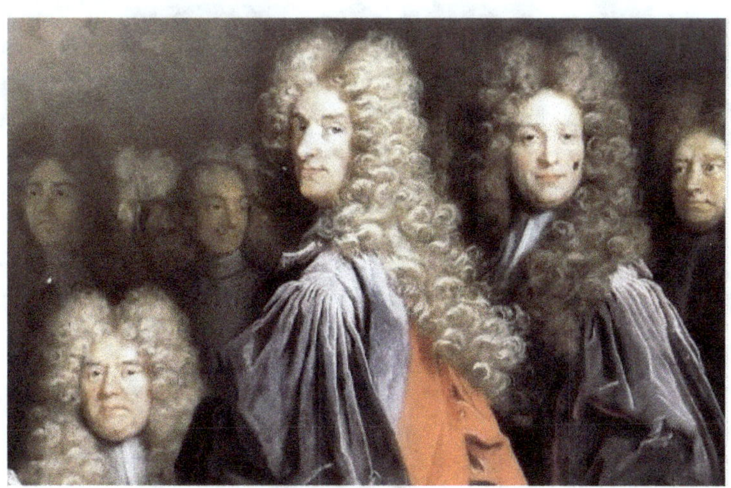

L'Epoca Moderna

Nel XVIII secolo, le parrucche continuarono a essere di moda in Europa, specialmente tra gli uomini di alto rango. Le parrucche bianche e incipriate divennero un elemento distintivo della nobiltà e dei professionisti come avvocati e giudici. Tuttavia, con la Rivoluzione Francese e l'ascesa di nuove ideologie, l'uso delle parrucche iniziò a declinare. La moda si spostò verso un look più naturale, e le parrucche elaborate vennero gradualmente abbandonate.

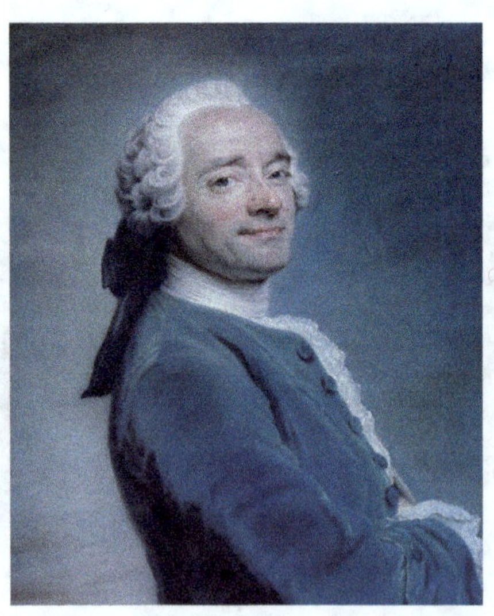

Il XX Secolo e l'Evoluzione Tecnologica

Nel XX secolo, l'uso delle protesi capillari si trasformò nuovamente. Con l'avanzamento delle tecnologie e dei materiali, le parrucche divennero più accessibili e realistiche. Negli anni '60 e '70, l'industria delle parrucche vide un boom, con molti che le utilizzavano non solo per necessità mediche, ma anche come accessorio di moda. Le protesi capillari iniziarono ad essere realizzate con capelli sintetici di alta qualità, oltre che con capelli umani.

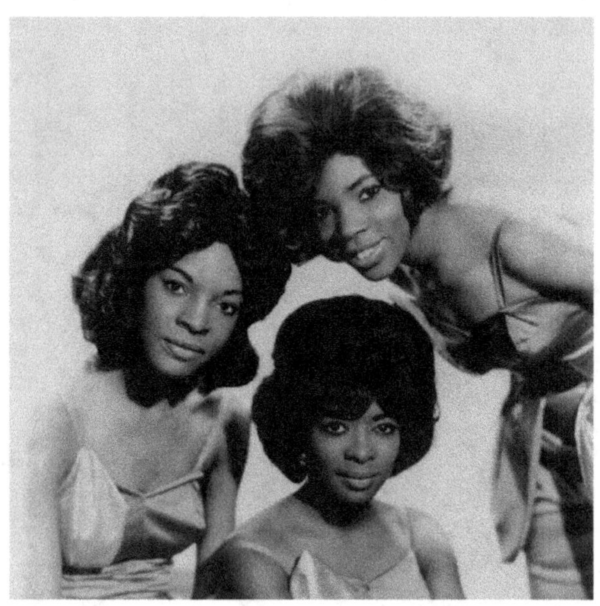

Oggi

Oggi, le protesi capillari rappresentano una soluzione versatile e altamente personalizzabile per chiunque desideri migliorare l'aspetto dei propri capelli. Sono utilizzate da persone di tutte le età e background per una varietà di ragioni, tra cui perdita di capelli dovuta a condizioni mediche, alopecia, chemioterapia, o semplicemente per cambiare look senza danneggiare i capelli naturali. La tecnologia moderna ha permesso la creazione di protesi capillari estremamente realistiche, confortevoli e durevoli.

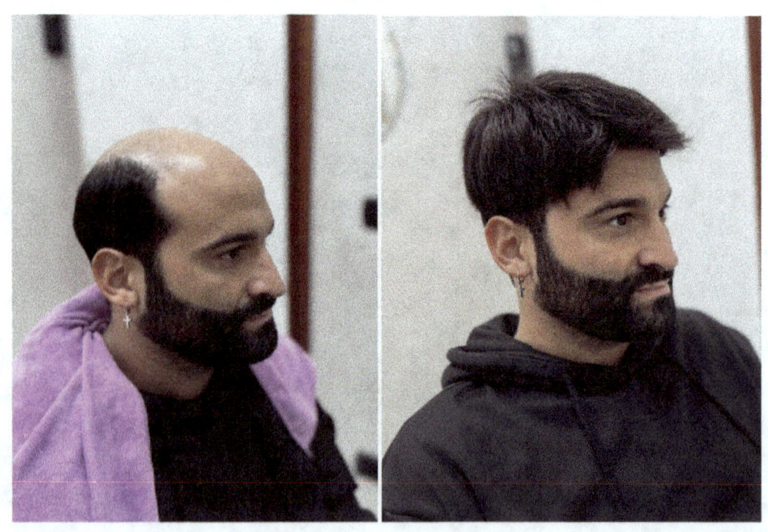

L'Importanza della Salute dei Capelli

Benessere Psicologico e Autostima

La salute dei capelli gioca un ruolo fondamentale nel benessere psicologico e nell'autostima di una persona. I capelli sono spesso considerati una parte importante dell'identità e del modo in cui ci presentiamo al mondo. Problemi come la perdita di capelli possono avere un impatto significativo sulla fiducia in se stessi e sulla qualità della vita. Le protesi capillari offrono una soluzione che può aiutare a ripristinare l'aspetto desiderato e migliorare il benessere emotivo.

Indicatore di Salute Generale

I capelli sani sono anche un indicatore di salute generale. Problemi come la caduta dei capelli, la secchezza e la fragilità possono essere segni di carenze nutrizionali, stress, squilibri ormonali o altre condizioni mediche. Prendersi cura dei capelli e del cuoio capelluto non è solo una questione estetica, ma può anche riflettere lo stato di salute complessivo di una persona.

Cultura e Tradizioni

In molte culture, i capelli hanno un significato simbolico e tradizionale. In alcune società, lunghe trecce o capelli curati sono simboli di bellezza, forza e fertilità. In altre, i capelli rasati possono rappresentare umiltà o rinascita spirituale. Le protesi capillari permettono alle persone di mantenere questi significati culturali e tradizionali anche in caso di perdita di capelli.

Chi Può Beneficiare delle Protesi Capillari

Persone con Perdita di Capelli

La categoria più ovvia di beneficiari delle protesi capillari è rappresentata da coloro che soffrono di perdita di capelli. Questo include persone affette da alopecia areata, una condizione autoimmune che causa la caduta dei capelli in aree circoscritte del cuoio capelluto. Anche chi perde i capelli a causa della chemioterapia può trarre grande beneficio dalle protesi capillari, che offrono una soluzione temporanea mentre i capelli naturali ricrescono.

Individui con Capelli Sottili o Fragili

Anche chi ha capelli sottili o fragili può trovare utili le protesi capillari. Queste persone possono utilizzare le protesi per aggiungere volume e densità ai loro capelli naturali, migliorando l'aspetto generale e la facilità di gestione dei capelli.

Amanti della Moda e del Cambiamento

Molti utilizzano le protesi capillari per motivi puramente estetici. Gli appassionati di moda e coloro che amano cambiare spesso look trovano nelle protesi una soluzione ideale per sperimentare nuovi stili senza dover sottoporre i propri capelli naturali a trattamenti chimici o calore. Le protesi capillari consentono di passare da un look all'altro con facilità e senza danni permanenti.

Persone con Esigenze Professionali

In alcuni contesti professionali, un aspetto curato e presentabile è fondamentale. Attori, modelli e altre figure pubbliche spesso utilizzano protesi capillari per adattarsi a diversi ruoli o per mantenere un'immagine coerente con il loro brand. Anche in ambito lavorativo più tradizionale, le protesi capillari possono aiutare a mantenere un aspetto professionale.

Persone con Allergie o Sensibilità

Alcune persone sono allergiche o sensibili ai prodotti chimici utilizzati nei trattamenti per capelli, come tinture o permanenti. Le protesi capillari offrono una soluzione alternativa per chi desidera cambiare colore o stile senza rischi di reazioni avverse.

Persone in Riabilitazione da Interventi Chirurgici

Chi ha subito trapianti di capelli o altri interventi chirurgici sul cuoio capelluto può utilizzare protesi capillari durante il periodo di recupero. Questo permette di coprire eventuali cicatrici e di mantenere un aspetto naturale mentre si attende la completa guarigione.

Le protesi capillari rappresentano una soluzione versatile e altamente personalizzabile per una vasta gamma di persone. Sia che si tratti di necessità mediche, motivi estetici o esigenze professionali, le protesi capillari offrono la possibilità di migliorare l'aspetto dei capelli e, di conseguenza, la fiducia in se stessi e la qualità della vita. Con un'ampia varietà di materiali, tecniche di applicazione e stili disponibili, le protesi capillari continuano ad evolversi, adattandosi alle esigenze e alle preferenze individuali di chiunque desideri migliorare la propria chioma.

Capitolo 2

Tipologie di Protesi Capillari

Protesi Capillari Temporanee

Le protesi capillari temporanee sono progettate per un utilizzo a breve termine. Possono essere indossate per un giorno, una settimana o alcuni mesi, a seconda delle necessità dell'utente. Sono facili da applicare e rimuovere, e non richiedono procedure invasive o permanenti.

Tipi di Protesi Temporanee

Parrucche Intere

Le parrucche intere coprono l'intero cuoio capelluto. Sono disponibili in una vasta gamma di stili, colori e lunghezze, permettendo di cambiare look in modo rapido e semplice. Sono spesso utilizzate per eventi speciali o per chi desidera un cambio di look frequente senza impegno a lungo termine.

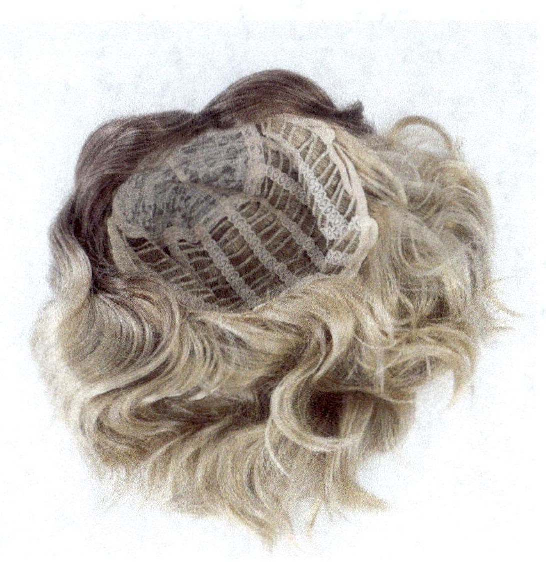

Toupée

Il toupée è una protesi parziale che copre solo una parte del cuoio capelluto, solitamente la sommità o la parte frontale. È una soluzione ideale per chi ha una perdita di capelli localizzata o desidera aggiungere volume ai propri capelli naturali.

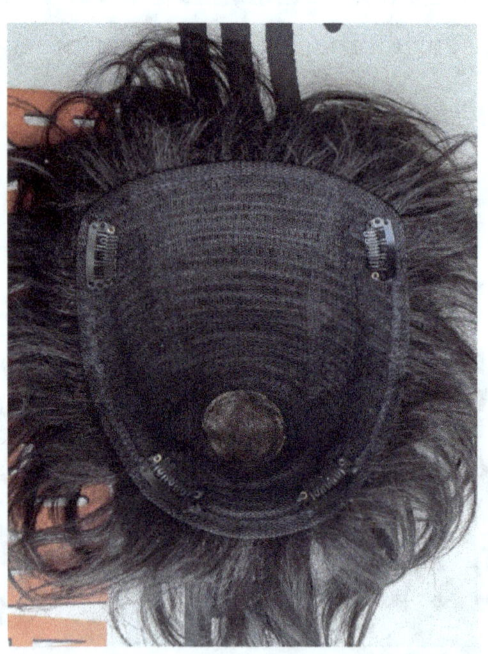

Extension a Clip

Le extension a clip sono ciocche di capelli che possono essere fissate ai capelli naturali con clip. Sono facili da applicare e rimuovere, rendendole una scelta popolare per chi desidera aumentare la lunghezza o il volume dei propri capelli per occasioni specifiche.

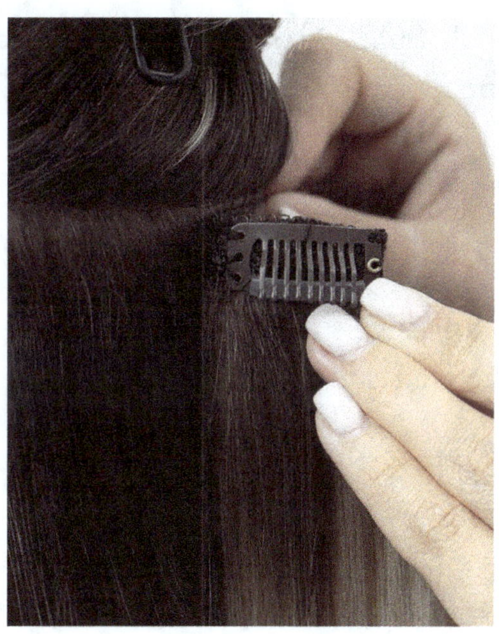

Vantaggi e Svantaggi

Vantaggi

Facilità di Utilizzo: Le protesi temporanee sono facili da applicare e rimuovere, rendendole ideali per chi desidera un cambiamento rapido.

Varietà di Stili: Disponibili in molti stili e colori, permettono di cambiare look frequentemente.

Costo: Generalmente, le protesi temporanee sono meno costose rispetto a quelle permanenti.

Non Invasive: Non richiedono procedure chirurgiche o adesivi permanenti.

Svantaggi

Durata Limitata: Le protesi temporanee tendono a usurarsi più rapidamente e richiedono sostituzioni frequenti.

Meno Naturali: Alcune protesi temporanee possono sembrare meno naturali rispetto alle protesi permanenti di alta qualità.

Stabilità: Possono spostarsi o cadere, specialmente durante attività fisiche intense.

Protesi Capillari Permanenti

Definizione e Caratteristiche

Le protesi capillari permanenti sono progettate per essere indossate a lungo termine. Sono fissate al cuoio capelluto con adesivi speciali o micro-innesti, rendendole una soluzione stabile e duratura per la perdita di capelli. Queste protesi richiedono una manutenzione regolare e possono durare da sei mesi a diversi anni.

Tipi di Protesi Permanenti

Protesi con Adesivi

Le protesi capillari con adesivi sono fissate al cuoio capelluto utilizzando colle speciali. Questi adesivi sono formulati per essere sicuri sulla pelle e garantire una tenuta forte e duratura. Le protesi con adesivi devono essere rimosse e riposizionate periodicamente per la pulizia e la manutenzione.

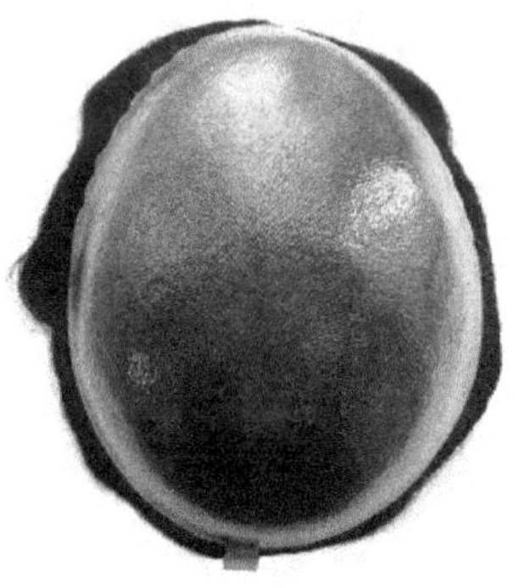 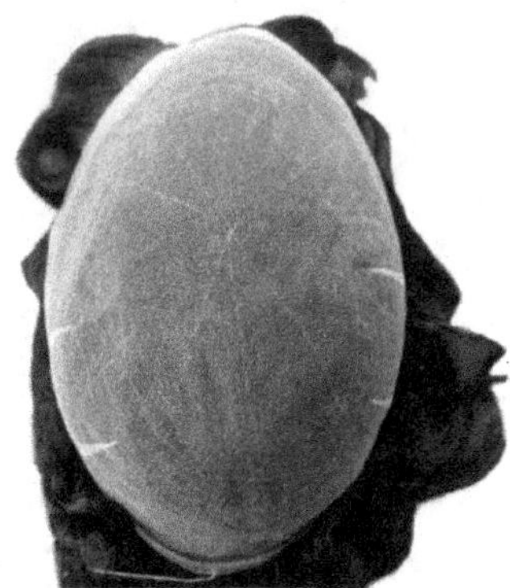

Protesi Cucite

Le protesi cucite sono fissate al cuoio capelluto o ai capelli naturali tramite cuciture o tecniche di ancoraggio a caldo. Questo metodo è molto sicuro e può durare diverse settimane o mesi prima di richiedere una manutenzione. Le protesi cucite sono spesso utilizzate in combinazione con extension per aggiungere volume e lunghezza.

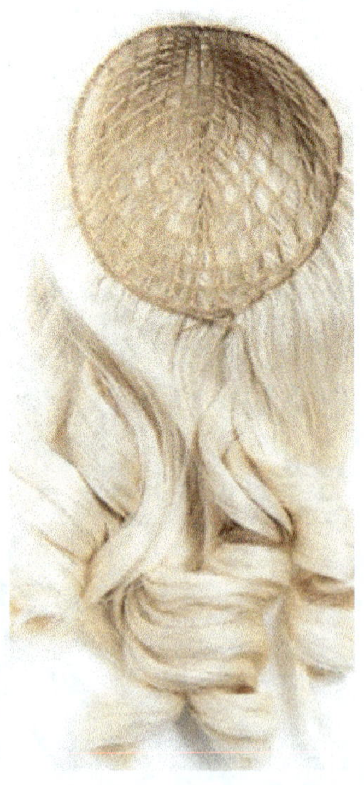

Vantaggi e Svantaggi

Vantaggi

Aspetto Naturale: Le protesi permanenti tendono a sembrare molto naturali

Stabilità: Offrono una soluzione stabile e duratura, che rimane in posizione anche durante attività fisiche.

Durata: Possono durare a lungo con una manutenzione adeguata.

Svantaggi

Costo: Le protesi permanenti sono generalmente più costose rispetto a quelle temporanee.

Manutenzione: Richiedono una manutenzione regolare e periodiche visite dal parrucchiere o dal tecnico specializzato.

Procedura di Applicazione: L'applicazione può essere più invasiva e richiedere più tempo rispetto alle protesi temporanee.

Protesi in Capelli Sintetici vs. Naturali

Capelli Sintetici

Caratteristiche

Le protesi in capelli sintetici sono realizzate con fibre artificiali progettate per imitare l'aspetto e la consistenza dei capelli naturali. Le moderne tecnologie hanno migliorato notevolmente la qualità dei capelli sintetici, rendendoli più realistici e resistenti.

Vantaggi

Costo Inferiore: Le protesi in capelli sintetici sono generalmente più economiche rispetto a quelle in capelli naturali.

Manutenzione Facile: I capelli sintetici mantengono la loro forma e stile anche dopo il lavaggio, riducendo la necessità di styling frequente.

Resistenza ai Fattori Ambientali: Le protesi in capelli sintetici sono meno suscettibili ai danni causati da umidità e calore.

Svantaggi

Aspetto Meno Naturale: Nonostante i miglioramenti, i capelli sintetici possono ancora sembrare meno naturali rispetto ai capelli veri.

Limitazioni di Styling: I capelli sintetici non possono essere stilizzati con strumenti caldi (come piastre e ferri arricciacapelli) a meno che non siano specificamente formulati per resistere al calore.

Durata: Tendono a usurarsi più rapidamente rispetto ai capelli naturali.

Capelli Naturali

Caratteristiche

Le protesi in capelli naturali sono realizzate con veri capelli umani. Possono essere stilizzate, colorate e trattate come i propri capelli, offrendo un aspetto molto realistico.

Vantaggi

Aspetto Realistico: Le protesi in capelli naturali offrono il look più realistico e naturale possibile.

Versatilità di Styling: Possono essere stilizzate con strumenti caldi e prodotti chimici, offrendo la massima flessibilità.

Durata: Con una corretta manutenzione, possono durare molto a lungo.

Svantaggi

Costo: Le protesi in capelli naturali sono generalmente più costose rispetto a quelle sintetiche.

Manutenzione: Richiedono più cura e manutenzione, inclusi lavaggi e styling regolari.

Sensibilità ai Fattori Ambientali: I capelli naturali possono essere più suscettibili ai danni causati da umidità, sole e prodotti chimici.

Tecnologie di Produzione delle Protesi Capillari

Tecniche di Tessitura

La tessitura è una delle tecniche più comuni utilizzate per la produzione di protesi capillari. Questo metodo prevede la cucitura dei capelli (sintetici o naturali) su una base di tessuto che poi viene applicata al cuoio capelluto. Le tecniche di tessitura moderne permettono di creare protesi molto naturali e confortevoli.

Tecniche di Iniezione

Le tecniche di iniezione prevedono l'inserimento dei capelli direttamente nella base della protesi. Questo metodo permette di ottenere una distribuzione molto naturale dei capelli, imitando la crescita naturale. Le protesi prodotte con tecniche di iniezione sono particolarmente apprezzate per il loro aspetto realistico e la loro durabilità.

Tecniche di Vapore

Le tecniche di vapore vengono utilizzate per dare forma e stile ai capelli sintetici. Il vapore viene utilizzato per fissare permanentemente ricci, onde o altre texture nei capelli sintetici. Questo metodo è molto efficace per mantenere la forma desiderata dei capelli sintetici senza doverli stilizzare frequentemente.

Tecniche di Micro-innesto

Le tecniche di micro-innesto prevedono l'applicazione di piccoli gruppi di capelli alla base della protesi o direttamente al cuoio capelluto. Questo metodo offre un risultato molto naturale, permettendo di personalizzare la densità e la direzione dei capelli. Le protesi prodotte con tecniche di micro-innesto sono molto apprezzate per la loro realisticità.

Innovazioni e Tendenze Future

Materiali Avanzati

Con l'avanzamento delle tecnologie dei materiali, le protesi capillari stanno diventando sempre più realistiche e confortevoli. Nuovi materiali sintetici stanno emergendo, offrendo una sensazione e un aspetto sempre più simili ai capelli naturali. Inoltre, le basi delle protesi stanno diventando più sottili e traspiranti, migliorando il comfort e la durata.

Tecnologie di Personalizzazione

Le tecnologie di personalizzazione stanno rivoluzionando il settore delle protesi capillari. I sistemi di scansione 3D permettono di creare protesi su misura che si adattano perfettamente alla forma del cuoio capelluto del cliente. Inoltre, la colorazione personalizzata permette di ottenere un match perfetto con i capelli naturali del cliente.

Applicazioni Non Chirurgiche

Le tecnologie non chirurgiche stanno migliorando l'efficacia e la sicurezza delle protesi capillari permanenti. Nuovi adesivi e tecniche di fissaggio stanno emergendo, offrendo soluzioni stabili e durature senza la necessità di procedure invasive. Queste innovazioni stanno rendendo le protesi capillari una scelta sempre più popolare per chi desidera una soluzione a lungo termine per la perdita di capelli.

Sostenibilità e Etica

Con l'aumento della consapevolezza ambientale e etica, l'industria delle protesi capillari sta adottando pratiche più sostenibili. Questo include l'uso di capelli umani provenienti da fonti etiche e la riduzione dell'impatto ambientale dei processi di produzione. Le protesi capillari sostenibili stanno diventando una scelta sempre più popolare tra i consumatori attenti all'ambiente.

Le protesi capillari rappresentano una soluzione versatile e personalizzabile per una vasta gamma di esigenze. Che si tratti di protesi temporanee o permanenti, in capelli sintetici o naturali, ci sono opzioni per soddisfare ogni preferenza e budget. Con l'avanzamento delle tecnologie e delle tecniche di produzione, le protesi capillari stanno diventando sempre più realistiche, confortevoli e durevoli. Indipendentemente dalle esigenze individuali, le protesi capillari offrono una soluzione efficace per migliorare l'aspetto dei capelli e la fiducia in se stessi.

Capitolo 3

Processo di Realizzazione delle Protesi

La realizzazione delle protesi capillari è un processo complesso che richiede competenze specializzate, materiali di alta qualità e tecnologie avanzate. Questo capitolo esplorerà in dettaglio ogni fase del processo di produzione delle protesi capillari, dalla raccolta dei materiali alla personalizzazione finale. Analizzeremo anche le tecniche di lavorazione e cucitura, e come le protesi vengono adattate alle esigenze specifiche dei clienti.

Raccolta dei Materiali

Capelli Naturali

Fonti di Capelli Naturali

I capelli naturali utilizzati per le protesi capillari provengono da diverse fonti. Le donazioni di capelli sono una delle principali fonti, spesso raccolte da individui che decidono di tagliare i loro capelli per cause benefiche o personali. I capelli possono anche essere raccolti da parrucchieri che collaborano con aziende di protesi capillari.

Selezione e Qualità

La qualità dei capelli naturali è fondamentale per la realizzazione di protesi capillari di alta gamma. I capelli vengono selezionati in base a criteri rigorosi, come la lunghezza, la consistenza e la salute generale. I capelli di qualità superiore provengono solitamente da donatori che non hanno subito trattamenti chimici intensivi come tinture o permanenti.

Capelli Sintetici

Tipologie di Fibre Sintetiche

Le protesi capillari sintetiche sono realizzate con diverse tipologie di fibre artificiali, come il kanekalon e il toyokalon. Queste fibre sono progettate per imitare l'aspetto e la sensazione dei capelli naturali, e sono disponibili in una vasta gamma di colori e texture.

Vantaggi dei Capelli Sintetici

I capelli sintetici offrono diversi vantaggi rispetto ai

capelli naturali, tra cui un costo inferiore e una manutenzione più semplice. Le fibre sintetiche mantengono la loro forma e stile anche dopo il lavaggio, rendendole ideali per chi desidera una soluzione pratica e duratura.

Basi delle Protesi

Materiali per le Basi

Le basi delle protesi capillari possono essere realizzate con una varietà di materiali, tra cui tulle, monofilamento e silicone. Il tulle è leggero e traspirante, mentre il monofilamento offre una base più robusta e duratura. Il silicone è utilizzato per creare basi che aderiscono meglio al cuoio capelluto, offrendo una maggiore stabilità.

Personalizzazione delle Basi

Le basi delle protesi vengono spesso personalizzate per adattarsi perfettamente alla forma del cuoio capelluto del cliente. Questo può includere la creazione di calchi o l'uso di scansioni 3D per ottenere una misura precisa. La personalizzazione della base è essenziale per garantire un aspetto naturale e confortevole.

Tecniche di Lavorazione e Cucitura

Tessitura a Mano

Metodo di Tessitura

La tessitura a mano è una delle tecniche più comuni per la creazione di protesi capillari. Questo metodo prevede la cucitura dei capelli sulla base della protesi, ciocca per ciocca. La tessitura a mano permette di ottenere una distribuzione molto naturale dei capelli e offre la massima personalizzazione.

Vantaggi della Tessitura a Mano

Uno dei principali vantaggi della tessitura a mano è la possibilità di personalizzare completamente la densità e la direzione dei capelli. Questo metodo permette di creare protesi che imitano perfettamente la crescita naturale dei capelli, offrendo un aspetto estremamente realistico.

Iniezione di Capelli

Processo di Iniezione

L'iniezione di capelli è un metodo avanzato che prevede l'inserimento dei capelli direttamente nella base della protesi. Questo processo viene eseguito utilizzando strumenti specializzati che permettono di inserire i capelli uno alla volta, garantendo una distribuzione uniforme e naturale.

Benefici dell'Iniezione

L'iniezione di capelli offre diversi benefici, tra cui una maggiore durata e un aspetto molto naturale. Questo metodo è particolarmente apprezzato per le protesi che richiedono una base trasparente, come quelle utilizzate per il cinema e il teatro, dove la realisticità è fondamentale.

Micro-innesto

Tecnica del Micro-innesto

Il micro-innesto prevede l'applicazione di piccoli

gruppi di capelli alla base della protesi o direttamente al cuoio capelluto del cliente. Questa tecnica permette di ottenere una densità molto naturale e può essere utilizzata sia per protesi temporanee che permanenti.

Cucitura a Macchina

Uso della Cucitura a Macchina

La cucitura a macchina è un metodo più rapido e meno costoso rispetto alla tessitura a mano. Questo processo prevede l'uso di macchine specializzate per cucire i capelli sulla base della protesi. La cucitura a macchina è spesso utilizzata per protesi capillari di produzione industriale.

Limitazioni della Cucitura a Macchina

Sebbene la cucitura a macchina sia più efficiente, può risultare in una distribuzione meno naturale dei capelli. Questo metodo è ideale per protesi standardizzate ma può non offrire lo stesso livello di personalizzazione della tessitura a mano.

Personalizzazione delle Protesi

Misurazione del Cuoio Capelluto

Calchi del Cuoio Capelluto

Per creare una protesi capillare personalizzata, spesso viene utilizzato un calco del cuoio capelluto del cliente. Questo processo prevede l'applicazione di un materiale modellante sul cuoio capelluto per ottenere una copia esatta della sua forma. Il calco viene poi utilizzato per creare una base che si adatta perfettamente.

Scansioni 3D

Le tecnologie di scansione 3D stanno rivoluzionando il processo di personalizzazione delle protesi capillari. Le scansioni 3D permettono di ottenere una misura precisa del cuoio capelluto senza la necessità di calchi fisici. Questi dati vengono poi utilizzati per creare una base su misura con una precisione millimetrica.

Scelta dei Colori

Campioni di Colore

La scelta del colore è una fase cruciale nella personalizzazione delle protesi capillari. I clienti possono scegliere tra una vasta gamma di colori e tonalità, utilizzando campioni di colore per trovare la corrispondenza perfetta con i loro capelli naturali.

Colorazione Personalizzata

Per ottenere una corrispondenza perfetta, le protesi capillari possono essere tinte su misura. Questo processo prevede l'uso di coloranti specifici per capelli che permettono di ottenere esattamente il colore desiderato. La colorazione personalizzata è particolarmente importante per chi ha capelli con sfumature uniche o naturali.

Taglio e Styling

Taglio Su Misura

Dopo la realizzazione della protesi, viene eseguito un taglio su misura per adattare i capelli al look desiderato dal cliente. Questo processo può includere la creazione di frange, scalature o altri stili personalizzati. Il taglio su misura è essenziale per garantire che la protesi si integri perfettamente con i capelli naturali del cliente.

Styling Professionale

Il styling professionale delle protesi capillari può includere l'uso di strumenti caldi come piastre e ferri arricciacapelli, nonché prodotti per lo styling come gel e spray. Questo processo permette di ottenere l'aspetto finale desiderato e di mantenere lo stile nel tempo.

Qualità e Controllo

Ispezioni Visive

Ogni protesi capillare passa attraverso rigorosi controlli di qualità per garantire che soddisfi gli standard elevati dell'azienda produttrice. Le ispezioni visive sono uno dei primi passaggi, durante i quali viene verificata la qualità dei materiali, la precisione della cucitura e l'aspetto generale della protesi.

Test di Resistenza

Le protesi capillari vengono sottoposte a test di resistenza per assicurarsi che possano durare nel tempo senza deteriorarsi. Questi test possono includere prove di trazione sui capelli, verifiche della tenuta degli adesivi e test di resistenza all'acqua e ai prodotti chimici.

Certificazioni e Standard

Certificazioni di Sicurezza

Le protesi capillari devono rispettare rigorosi standard di sicurezza per garantire che siano sicure da indossare. Questo include l'uso di materiali non tossici e ipoallergenici, nonché la conformità alle normative internazionali sulla sicurezza dei prodotti.

Standard di Qualità

Le aziende produttrici di protesi capillari spesso adottano standard di qualità internazionali, come ISO 9001, per garantire che ogni fase del processo di produzione sia monitorata e controllata. Questi standard aiutano a mantenere un alto livello di qualità e affidabilità del prodotto finale.

Manutenzione e Cura delle Protesi

Pulizia Regolare

Prodotti di Pulizia

La pulizia regolare è essenziale per mantenere le protesi capillari in buone condizioni. È importante utilizzare prodotti specifici per protesi capillari, come shampoo e balsami delicati, che non danneggino i materiali e i capelli. I prodotti standard per capelli possono contenere ingredienti aggressivi che potrebbero deteriorare la protesi.

Procedura di Lavaggio

Le protesi capillari devono essere lavate con attenzione per evitare di danneggiarle. La procedura di lavaggio include il risciacquo con acqua tiepida, l'applicazione di shampoo delicato, il risciacquo accurato e l'uso di balsamo per mantenere i capelli morbidi e gestibili. Dopo il lavaggio, è importante asciugare la protesi con un asciugamano e lasciarla asciugare all'aria, evitando l'uso di asciugacapelli caldi.

Conservazione Adeguata

Supporti per Protesi

Quando non vengono indossate, le protesi capillari devono essere conservate su supporti appositi per mantenere la loro forma. I supporti per parrucche aiutano a prevenire grovigli e deformazioni, prolungando la durata della protesi.

Ambienti di Conservazione

Le protesi capillari dovrebbero essere conservate in ambienti freschi e asciutti, lontano dalla luce diretta del sole e da fonti di calore. L'umidità eccessiva può danneggiare i materiali e i capelli, quindi è importante evitare di conservare le protesi in ambienti umidi.

Riparazioni e Manutenzione Periodica

Riparazioni Professionali

Anche con la migliore cura, le protesi capillari possono richiedere riparazioni periodiche. Le riparazioni professionali possono includere la sostituzione dei capelli danneggiati, la riparazione della base e il rinforzo delle cuciture. È importante affidarsi a tecnici specializzati per garantire che le riparazioni siano eseguite correttamente.

Purtroppo a volte con i costi sempre maggiori delle spedizioni non conviene piu riparare una protesi ma farla fare direttamente nuova.

Manutenzione Preventiva

La manutenzione preventiva è fondamentale per prolungare la vita delle protesi capillari. Questo può includere trattamenti regolari con prodotti per la cura dei capelli, il controllo periodico della base e delle cuciture, e la sostituzione di componenti usurati prima che causino danni maggiori.

Conclusioni

Il processo di realizzazione delle protesi capillari è complesso e richiede un'attenzione meticolosa ai dettagli in ogni fase, dalla selezione dei materiali alla personalizzazione finale. Le tecniche avanzate di lavorazione e cucitura, insieme alle tecnologie di personalizzazione, permettono di creare protesi capillari che soddisfano le esigenze specifiche di ogni cliente, offrendo un aspetto naturale e confortevole. Con una corretta manutenzione e cura, le protesi capillari possono durare a lungo, migliorando significativamente la qualità della vita di chi le indossa.

Capitolo 4

Applicazione delle Protesi Capillari

Preparazione all'Applicazione

Consultazione Iniziale

Analisi delle Esigenze del Cliente

La consultazione iniziale è una fase cruciale nel processo di applicazione delle protesi capillari. Durante questa fase, il professionista analizza le esigenze specifiche del cliente, discutendo le sue aspettative, il tipo di perdita di capelli, lo stile desiderato e qualsiasi preoccupazione o preferenza particolare.

Scelta del Tipo di Protesi

In base all'analisi delle esigenze del cliente, il professionista aiuta a scegliere il tipo di protesi capillare più adatto. Le opzioni includono protesi temporanee o permanenti, realizzate con capelli sintetici o naturali, e con diverse tecniche di fissaggio. La scelta dipenderà da vari fattori, tra cui il budget, lo stile di vita e il grado di perdita di capelli del cliente.

Preparazione del Cuoio Capelluto

Pulizia del Cuoio Capelluto

Prima dell'applicazione della protesi capillare, il cuoio capelluto deve essere pulito accuratamente per rimuovere qualsiasi residuo di prodotti, oli o sudore. Una pulizia accurata garantisce una migliore adesione della protesi e riduce il rischio di irritazioni cutanee.

Rasatura e Trattamenti Preparatori

In alcuni casi, è necessario rasare il cuoio capelluto o le aree specifiche dove verrà applicata la protesi. Questo passo è particolarmente importante per le protesi permanenti che richiedono una superficie liscia per un'adesione ottimale. Inoltre, possono essere applicati trattamenti preparatori per idratare e proteggere la pelle.

Preparazione della Protesi

Taglio e Styling Preliminare

Prima dell'applicazione, la protesi capillare può essere tagliata e stilizzata preliminarmente per adattarsi meglio al look desiderato dal cliente. Questo passaggio facilita l'adattamento finale dopo l'applicazione e garantisce che la protesi sia il più naturale possibile.

Prove di Vestibilità

Le prove di vestibilità sono essenziali per assicurarsi che la protesi si adatti perfettamente alla testa del cliente. Durante queste prove, la protesi viene posizionata e regolata per ottenere un'aderenza ottimale e un aspetto naturale. Eventuali modifiche possono essere apportate prima dell'applicazione definitiva.

Tecniche di Fissaggio

Fissaggio Temporaneo

Clip e Pettini

Le protesi capillari temporanee possono essere fissate utilizzando clip e pettini integrati. Questo metodo è semplice e veloce, permettendo al cliente di applicare e rimuovere la protesi facilmente. Le clip e i pettini sono ideali per un uso occasionale o per chi desidera cambiare frequentemente il proprio stile.

Adesivi Temporanei

Gli adesivi temporanei, come i nastri biadesivi e le colle leggere, offrono una soluzione più sicura rispetto alle clip. Questi adesivi garantiscono una tenuta salda ma possono essere facilmente rimossi senza danneggiare la protesi o il cuoio capelluto. Gli adesivi temporanei sono ideali per eventi speciali o per un uso quotidiano non continuativo.

Fissaggio Permanente

Colle Mediche

Le colle mediche sono formulate specificamente per l'uso su cuoio capelluto e sono progettate per garantire una tenuta duratura. Queste colle possono durare diverse settimane e richiedono una rimozione professionale per evitare danni alla pelle o alla protesi. Sono ideali per chi desidera una soluzione a lungo termine e stabile.

Cuciture

La tecnica delle cuciture prevede la fissazione della protesi al cuoio capelluto o ai capelli naturali mediante cuciture. Questo metodo offre una tenuta molto sicura e può durare diverse settimane prima di richiedere manutenzione. Le cuciture sono particolarmente adatte per chi pratica attività fisiche intense o desidera una soluzione molto stabile.

Adattamento Personalizzato

Modellazione della Protesi

Adattamento della Linea Frontale

Una delle aree più critiche per ottenere un aspetto naturale è la linea frontale della protesi. Questa deve essere modellata accuratamente per imitare la crescita naturale dei capelli. Tecniche come il plucking (strappo di singoli capelli) e l'uso di lace front trasparenti aiutano a creare una linea frontale indistinguibile dai capelli naturali.

Densità e Distribuzione dei Capelli

La densità e la distribuzione dei capelli sulla protesi devono essere personalizzate in base alle preferenze del cliente e alla naturalezza desiderata. Le aree diverse del cuoio capelluto richiedono densità differenti per evitare un effetto innaturale. Ad esempio, la corona della testa può avere una densità maggiore rispetto alle tempie.

Colore e Texture

Abbinamento del Colore

L'abbinamento del colore della protesi con i capelli naturali del cliente è essenziale per un risultato realistico. I professionisti utilizzano tecniche di colorazione personalizzata per creare sfumature e riflessi che imitano i capelli naturali. Spesso, vengono utilizzati campioni di capelli del cliente per ottenere una corrispondenza perfetta.

Texture e Stile

La texture dei capelli della protesi deve corrispondere a quella dei capelli naturali del cliente per garantire una transizione senza soluzione di continuità. Questo può includere capelli lisci, mossi o ricci. La testura viene scelta in base alle preferenze del cliente e allo stile desiderato.

Finitura e Styling Finale

Taglio di Precisione

Dopo l'applicazione della protesi, viene eseguito un taglio di precisione per rifinire lo stile e assicurarsi che la protesi si integri perfettamente con i capelli naturali del cliente. Questo passaggio è fondamentale per ottenere un aspetto naturale e curato.

Styling Professionale

Il passo finale dell'applicazione della protesi capillare è lo styling professionale. I parrucchieri utilizzano strumenti e prodotti specifici per creare lo stile desiderato dal cliente, assicurandosi che la protesi mantenga la sua forma e bellezza nel tempo.

Manutenzione Post-Applicazione

Cura Quotidiana

Lavaggio e Condizionamento

Le protesi capillari richiedono una cura quotidiana per mantenere la loro bellezza e durata. Il lavaggio regolare con shampoo e balsamo specifici per protesi capillari è essenziale. È importante seguire le istruzioni del produttore per evitare danni alla protesi.

Spazzolatura e Styling

La spazzolatura regolare aiuta a prevenire grovigli e a mantenere i capelli della protesi morbidi e gestibili. È consigliabile utilizzare spazzole e pettini con setole morbide per evitare di strappare i capelli. Inoltre, l'uso di prodotti per lo styling leggeri aiuta a mantenere l'aspetto desiderato.

Manutenzione Periodica

Controllo della Base

Le protesi capillari devono essere sottoposte a controlli periodici per verificare lo stato della base e dei materiali adesivi. Eventuali danni o usura devono essere riparati tempestivamente per garantire una tenuta sicura e un aspetto naturale.

Rimozione e Riapplicazione

Le protesi capillari permanenti richiedono una rimozione e una riapplicazione periodica per pulire il cuoio capelluto e la protesi stessa. Questo processo deve essere eseguito da un professionista per evitare danni alla protesi o alla pelle del cliente.

Riparazioni e Sostituzioni

Riparazione dei Capelli

Con il tempo, i capelli della protesi possono subire danni o diventare fragili. I professionisti possono riparare o sostituire i capelli danneggiati per mantenere la protesi in ottime condizioni. Questo può includere l'aggiunta di nuovi capelli o la riparazione di ciocche spezzate.

Sostituzione della Protesi

Le protesi capillari hanno una durata limitata e devono essere sostituite periodicamente. La durata dipende dal tipo di protesi, dalla frequenza di utilizzo e dalla cura ricevuta. Un professionista può consigliare il momento giusto per sostituire la protesi, assicurando che il cliente continui a godere di un aspetto naturale e bello.

Considerazioni Psicologiche e Sociali

Impatto Psicologico

Miglioramento dell'Autostima

L'applicazione delle protesi capillari può avere un impatto significativo sull'autostima e sulla fiducia in se stessi del cliente. La perdita di capelli può essere un'esperienza traumatica, e le protesi capillari offrono una soluzione efficace per ripristinare l'aspetto naturale e migliorare il benessere psicologico.

Gestione delle Aspettative

È importante che i professionisti aiutino i clienti a gestire le loro aspettative riguardo all'uso delle protesi capillari. Una comunicazione chiara e realistica sui risultati ottenibili e sulla manutenzione necessaria è essenziale per garantire la soddisfazione del cliente.

Impatto Sociale

Integrazione Sociale

L'uso delle protesi capillari può migliorare significativamente la vita sociale del cliente, permettendogli di partecipare ad attività sociali e professionali con maggiore sicurezza. Un aspetto curato e naturale aiuta a ridurre l'ansia legata all'apparenza e favorisce una maggiore integrazione sociale.

Reazioni delle Persone

Le reazioni delle persone all'uso delle protesi capillari possono variare. Alcuni clienti potrebbero temere giudizi o commenti negativi. È importante che i professionisti supportino i clienti nel gestire queste situazioni e li aiutino a sentirsi a proprio agio con la loro nuova capigliatura.

Conclusioni

L'applicazione delle protesi capillari è un processo complesso che richiede competenze specializzate, precisione e una profonda comprensione delle esigenze individuali del cliente. Dalla preparazione iniziale al fissaggio, dall'adattamento personalizzato alla manutenzione post-applicazione, ogni fase è essenziale per garantire un risultato naturale e soddisfacente. Oltre agli aspetti tecnici, è fondamentale considerare le implicazioni psicologiche e sociali dell'uso delle protesi capillari, offrendo supporto e consulenza ai clienti per migliorare la loro autostima e qualità della vita. Con una cura adeguata e una manutenzione regolare, le protesi capillari possono offrire una soluzione efficace e duratura per la perdita di capelli, restituendo ai clienti la fiducia e la serenità necessarie per affrontare la vita quotidiana.

Capitolo 5
Vantaggi e Svantaggi delle Protesi Capillari

Introduzione

Le protesi capillari rappresentano una soluzione comune e spesso preferita per affrontare la perdita di capelli. Questo capitolo esaminerà in dettaglio i vari vantaggi e svantaggi delle protesi capillari, considerando aspetti estetici, psicologici, pratici ed economici. L'obiettivo è fornire una panoramica completa che aiuti i lettori a comprendere meglio le implicazioni dell'uso delle protesi capillari e a prendere decisioni informate.

Vantaggi Estetici

Aspetto Naturale

Uno dei principali vantaggi delle protesi capillari è la loro capacità di offrire un aspetto naturale. Le protesi di alta qualità sono realizzate con capelli naturali o fibre sintetiche che imitano perfettamente i capelli umani, sia in termini di colore che di texture. Le tecnologie avanzate e le tecniche di lavorazione come la tessitura a mano e l'iniezione di capelli permettono di creare protesi che sono praticamente indistinguibili dai capelli naturali.

Versatilità di Stile

Le protesi capillari offrono un'ampia versatilità di stile. I portatori possono scegliere tra una vasta gamma di tagli, colori e texture, permettendo loro di cambiare il proprio look a piacimento. Questo è particolarmente utile per chi desidera sperimentare nuovi stili senza dover modificare permanentemente i propri capelli naturali.

Personalizzazione

La personalizzazione è un altro grande vantaggio delle protesi capillari. Le protesi possono essere realizzate su misura per adattarsi perfettamente alla testa del cliente, tenendo conto della forma del cuoio capelluto, della linea frontale e della densità dei capelli. Questo livello di personalizzazione assicura un'aderenza perfetta e un aspetto naturale.

Vantaggi Psicologici

Miglioramento dell'Autostima

La perdita di capelli può avere un impatto significativo sull'autostima e sulla fiducia in se stessi. Le protesi capillari offrono una soluzione efficace per ripristinare l'aspetto naturale dei capelli, contribuendo a migliorare l'autostima e il benessere psicologico del portatore. Sentirsi a proprio agio con il proprio aspetto può avere effetti positivi sulla vita sociale e professionale.

Riduzione dell'Ansia Sociale

Indossare una protesi capillare può ridurre l'ansia sociale associata alla perdita di capelli. Le persone che soffrono di perdita di capelli spesso si sentono imbarazzate o preoccupate per il loro aspetto. Le protesi capillari permettono di superare queste preoccupazioni, permettendo al portatore di partecipare a eventi sociali e professionali con maggiore sicurezza.

Vantaggi Pratici

Soluzione Immediata

Le protesi capillari offrono una soluzione immediata alla perdita di capelli. A differenza di trattamenti medici o chirurgici che richiedono tempo per mostrare risultati, le protesi possono essere indossate subito, restituendo immediatamente un aspetto naturale e completo. Questo è particolarmente utile per chi desidera risultati rapidi.

Facile Manutenzione

Le protesi capillari richiedono una manutenzione relativamente semplice. Con una cura adeguata, che include lavaggi regolari e l'uso di prodotti specifici, le protesi possono durare a lungo mantenendo il loro aspetto originale. Inoltre, la manutenzione può essere eseguita a casa o presso un salone specializzato, offrendo flessibilità al portatore.

Versatilità di Utilizzo

Le protesi capillari possono essere utilizzate in diverse situazioni, sia quotidiane che speciali. Sono adatte per un uso quotidiano, per eventi speciali, per performance artistiche o per esigenze professionali particolari. Questa versatilità le rende una scelta pratica per molte persone.

Vantaggi Economici

Costo Inferiore Rispetto ad Altre Soluzioni

Rispetto a trattamenti chirurgici come il trapianto di capelli, le protesi capillari rappresentano una soluzione meno costosa. I costi iniziali e di manutenzione sono generalmente inferiori, rendendo le protesi capillari accessibili a un numero maggiore di persone.

Opzioni di Fascia di Prezzo

Le protesi capillari sono disponibili in una vasta gamma di fasce di prezzo, permettendo ai clienti di scegliere soluzioni che si adattano al loro budget. Ci sono opzioni economiche per chi cerca una soluzione temporanea e opzioni premium per chi desidera una protesi di alta qualità con materiali e tecniche avanzate.

Svantaggi delle Protesi Capillari

Svantaggi Estetici

Possibile Aspetto Innaturale

Non tutte le protesi capillari offrono un aspetto completamente naturale. Le protesi di bassa qualità o quelle che non sono state personalizzate adeguatamente possono risultare innaturali, con linee frontali visibili o una distribuzione dei capelli non realistica. Questo può compromettere l'aspetto del portatore e ridurre la sua fiducia.

Manutenzione della Naturalità

Mantenere un aspetto naturale richiede una manutenzione costante. Le protesi capillari devono essere pulite regolarmente, stilizzate e, in alcuni casi, colorate per mantenere la loro bellezza e naturalezza. Questa manutenzione può richiedere tempo e sforzo, oltre a visite periodiche dal parrucchiere.

Svantaggi Psicologici

Dipendenza Psicologica

L'uso prolungato di protesi capillari può portare a una dipendenza psicologica. Alcuni portatori possono sentirsi incapaci di affrontare la vita quotidiana senza la protesi, sviluppando un attaccamento emotivo che può influire negativamente sulla loro autostima e benessere psicologico.

Ansia da Rimozione

La necessità di rimuovere temporaneamente la protesi per la pulizia o la manutenzione può causare ansia e disagio. Questo è particolarmente vero per chi si sente molto legato alla propria protesi e teme di essere visto senza di essa.

Svantaggi Pratici

Sensazione di Disagio

Le protesi capillari possono causare disagio, soprattutto se non sono state applicate correttamente o se il materiale utilizzato non è di alta qualità. Problemi come prurito, irritazioni cutanee e sensazione di calore eccessivo possono influire negativamente sull'esperienza del portatore.

Rischio di Malfunzionamenti

Le protesi capillari possono subire malfunzionamenti, come lo scollamento o la perdita di capelli. Questi problemi possono richiedere riparazioni frequenti e possono essere fonte di frustrazione per il portatore.

Svantaggi Economici

Costo di Manutenzione

Nonostante il costo iniziale delle protesi capillari possa essere inferiore rispetto ad altre soluzioni, la manutenzione regolare può comportare spese significative nel tempo. Prodotti per la cura, visite dal parrucchiere e eventuali riparazioni possono accumularsi, rappresentando un impegno economico costante.

Sostituzioni Periodiche

Le protesi capillari hanno una durata limitata e devono essere sostituite periodicamente. Questo può rappresentare un costo aggiuntivo per il portatore, che deve considerare la necessità di nuove protesi ogni pochi anni.

Considerazioni Mediche

Benefici Medici

Protezione del Cuoio Capelluto

Le protesi capillari possono offrire protezione al cuoio capelluto, riducendo l'esposizione diretta ai raggi UV e proteggendo la pelle sensibile dalle intemperie. Questo è particolarmente utile per chi ha un cuoio capelluto delicato o ha subito trattamenti medici che lo rendono più vulnerabile.

Possibile Riduzione dell'Irritazione

Alcune protesi capillari sono realizzate con materiali ipoallergenici che possono ridurre l'irritazione cutanea rispetto ad altri tipi di coperture o trattamenti. Questo può migliorare il comfort del portatore, soprattutto per chi ha la pelle sensibile.

Rischi Medici

Reazioni Allergiche

Nonostante l'uso di materiali ipoallergenici, alcune persone possono sviluppare reazioni allergiche ai materiali utilizzati nelle protesi capillari o agli adesivi. Queste reazioni possono causare irritazioni cutanee, prurito e infiammazione, richiedendo la sospensione dell'uso della protesi e il consulto medico.

Infezioni Cutanee

La scarsa manutenzione o l'applicazione impropria delle protesi capillari possono portare a infezioni cutanee. Un'igiene insufficiente del cuoio capelluto e della protesi può creare un ambiente favorevole alla proliferazione di batteri e funghi, causando dermatiti o altre infezioni.

Problemi di Circolazione

Le protesi capillari mal applicate o troppo strette possono influire negativamente sulla circolazione del cuoio capelluto, causando disagio e potenziali problemi cutanei. È importante che le protesi siano applicate correttamente per evitare queste complicazioni.

Considerazioni Sociali e Culturali

Benefici Sociali

Miglioramento delle Relazioni Sociali

Le protesi capillari possono migliorare significativamente le relazioni sociali del portatore, offrendo maggiore sicurezza in se stessi e facilitando l'interazione con gli altri. Questo può portare a una vita sociale più attiva e soddisfacente.

Accettazione Culturale

In molte culture, l'aspetto dei capelli è strettamente legato alla percezione della bellezza e della giovinezza. Le protesi capillari permettono alle persone di conformarsi agli standard culturali di bellezza, migliorando la loro accettazione sociale.

Sfide Sociali

Stereotipi e Preconcetti

Nonostante i progressi nella qualità delle protesi capillari, esistono ancora stereotipi e preconcetti negativi riguardo al loro utilizzo. Alcune persone potrebbero affrontare giudizi o discriminazioni per l'uso di protesi capillari, il che può influire negativamente sulla loro autostima e interazioni sociali.

Gestione della Riservatezza

Gestire la riservatezza riguardo all'uso di protesi capillari può essere una sfida. Alcuni portatori preferiscono mantenere segreta la loro scelta, ma situazioni impreviste possono rivelare l'uso della protesi, causando imbarazzo o disagio.

Conclusioni

Le protesi capillari offrono numerosi vantaggi che le rendono una scelta popolare per affrontare la perdita di capelli. Tuttavia, è importante considerare anche i potenziali svantaggi e le implicazioni a lungo termine del loro utilizzo. Una comprensione approfondita dei pro e contro può aiutare le persone a prendere decisioni informate e a gestire meglio le loro aspettative e esigenze.

La tecnologia e le tecniche di produzione delle protesi capillari continuano a evolversi, migliorando la qualità e l'efficacia di queste soluzioni. È essenziale che chi considera l'uso di protesi capillari si rivolga a professionisti esperti e affidabili, in grado di offrire consulenza personalizzata e supporto continuo.

In definitiva, le protesi capillari possono rappresentare una soluzione efficace e soddisfacente per molte persone, contribuendo a migliorare la loro qualità della vita e la loro sicurezza in se stessi. Tuttavia, è importante essere consapevoli delle sfide e delle responsabilità associate al loro uso, per garantire un'esperienza positiva e duratura.

Capitolo 6
Cura e Manutenzione delle Protesi Capillari

La cura e la manutenzione delle protesi capillari sono fondamentali per mantenere la loro bellezza, durata e funzionalità. Una corretta manutenzione non solo preserva l'aspetto naturale della protesi, ma ne prolunga anche la vita utile, migliorando l'esperienza del portatore. Questo capitolo esamina in dettaglio le migliori pratiche per la cura e la manutenzione delle protesi capillari, inclusi il lavaggio, l'asciugatura, lo styling, la conservazione e la risoluzione dei problemi comuni. Inoltre, verranno trattati i prodotti specifici da utilizzare e le tecniche per prevenire danni e mantenere le protesi in condizioni ottimali.

Lavaggio delle Protesi Capillari

Frequenza del Lavaggio

Protesi di Capelli Naturali

Le protesi di capelli naturali richiedono un lavaggio regolare per mantenere la loro lucentezza e pulizia. Generalmente, è consigliabile lavarle ogni 7-10 giorni, a seconda dell'uso e dell'esposizione a fattori ambientali come polvere, fumo e prodotti per lo styling.

Protesi di Capelli Sintetici

Le protesi di capelli sintetici richiedono una frequenza di lavaggio inferiore rispetto a quelle di capelli naturali. Un lavaggio ogni 10-15 giorni è generalmente sufficiente. È importante non lavarle troppo frequentemente per evitare di danneggiare le fibre sintetiche.

Prodotti per il Lavaggio

Shampoo e Balsamo Specifici

Per lavare le protesi capillari, è essenziale utilizzare shampoo e balsami specifici per protesi o parrucche. Questi prodotti sono formulati per essere delicati e per mantenere l'integrità dei capelli naturali o sintetici. Gli shampoo per protesi capillari spesso contengono meno sostanze chimiche aggressive rispetto ai prodotti per capelli normali.

Prodotti Naturali e Senza Solfati

I prodotti naturali e senza solfati sono particolarmente indicati per le protesi di capelli naturali, poiché non contengono ingredienti che possono seccare o danneggiare i capelli. Questi prodotti aiutano a mantenere i capelli idratati e lucenti.

Procedura di Lavaggio

Pre-lavaggio

Prima di lavare la protesi capillare, è consigliabile pettinare delicatamente i capelli per rimuovere eventuali nodi o grovigli. Utilizzare un pettine a denti larghi o una spazzola morbida per evitare di tirare o danneggiare i capelli.

Lavaggio

Preparazione dell'Acqua: Riempire un lavandino o una bacinella con acqua tiepida. L'acqua troppo calda può danneggiare i capelli naturali e le fibre sintetiche.

Applicazione dello Shampoo: Diluisci una piccola quantità di shampoo specifico per protesi capillari nell'acqua e mescola delicatamente per creare una schiuma leggera.

Immersione della Protesi: Immergi la protesi capillare nell'acqua e lasciala in ammollo per 5-10 minuti. Evita di strofinare o torcere i capelli, poiché questo può causare grovigli e danni.

Risciacquo: Risciacqua la protesi con acqua tiepida, assicurandoti di rimuovere tutto lo shampoo. È importante risciacquare accuratamente per evitare residui che potrebbero accumularsi e rendere i capelli opachi.

Condizionamento

Applicazione del Balsamo: Applica un balsamo specifico per protesi capillari sui capelli, evitando di applicarlo direttamente sulla base della protesi. Questo aiuta a mantenere i capelli morbidi e facili da gestire.

Tempo di Posa: Lascia agire il balsamo per 5-10 minuti. Questo permette ai capelli di assorbire i nutrienti e l'umidità necessaria.

Risciacquo Finale: Risciacqua nuovamente la protesi con acqua tiepida per rimuovere tutto il balsamo. Assicurati che non rimangano residui, poiché possono appesantire i capelli e ridurre la loro lucentezza.

Asciugatura della Protesi Capillare

Asciugatura all'Aria

L'asciugatura all'aria è il metodo più sicuro e delicato per asciugare le protesi capillari, specialmente quelle di capelli sintetici. Dopo il lavaggio, tampona delicatamente la protesi con un asciugamano per rimuovere l'acqua in eccesso, senza strofinare. Poi, posiziona la protesi su un supporto o un manichino e lasciala asciugare all'aria in un luogo ben ventilato, lontano dalla luce diretta del sole.

Asciugatura con Phon

Per le protesi di capelli naturali, è possibile utilizzare un phon per accelerare il processo di asciugatura. Usa il phon a una temperatura bassa o media e mantieni una distanza di almeno 15 cm dalla protesi. Utilizza un diffusore per distribuire uniformemente il calore e pettina delicatamente i capelli mentre asciughi per evitare grovigli.

Tecniche di Styling

Strumenti di Styling

Gli strumenti di styling come piastre, arricciacapelli e phon possono essere utilizzati sulle protesi di capelli naturali, ma è importante impostare una temperatura bassa o media per evitare danni. Le protesi di capelli sintetici, invece, richiedono strumenti di styling specifici per fibre sintetiche o devono essere stilizzate senza calore.

Prodotti per lo Styling

Utilizza prodotti per lo styling formulati specificamente per protesi capillari, come spray fissativi leggeri e mousse. Evita prodotti contenenti alcol, poiché possono seccare i capelli. Applicare un siero protettivo termico prima di utilizzare strumenti di calore per proteggere i capelli dai danni.

Conservazione della Protesi Capillare

Supporti per Protesi

Conserva la protesi capillare su un supporto o un manichino quando non è in uso. Questo aiuta a mantenere la forma della protesi e a prevenire grovigli. Assicurati che il supporto sia pulito e posizionato in un luogo asciutto e lontano dalla luce diretta del sole.

Protezione dalla Polvere

Copri la protesi con una cuffia di seta o una retina quando non la indossi. Questo aiuta a proteggerla dalla polvere e da eventuali danni causati dall'ambiente. La seta è particolarmente indicata poiché riduce l'attrito e mantiene i capelli morbidi.

Risoluzione dei Problemi Comuni

Prevenzione e Rimozione dei Nodi

I nodi sono un problema comune nelle protesi capillari, specialmente in quelle di capelli lunghi. Per prevenire i nodi, pettina la protesi regolarmente con un pettine a denti larghi o una spazzola morbida. Se si formano nodi, applica un balsamo leave-in e pettina delicatamente partendo dalle punte e risalendo verso le radici.

Riparazione dei Capelli Danneggiati

Le protesi di capelli naturali possono subire danni a causa di calore, prodotti chimici o usura. In caso di capelli danneggiati, utilizza trattamenti riparatori specifici per protesi capillari. Questi prodotti aiutano a nutrire e riparare i capelli, migliorandone l'aspetto e la texture.

Gestione della Perdita di Capelli

La perdita di capelli può verificarsi nelle protesi capillari a causa di un uso prolungato o di tecniche di manutenzione inadeguate. Se noti una perdita eccessiva di capelli, consulta un professionista per valutare la necessità di riparazioni o sostituzioni. Una corretta manutenzione e un utilizzo delicato possono prevenire la perdita di capelli.

Manutenzione Avanzata

Trattamenti Professionali

Pulizia Professionale

Le protesi capillari possono beneficiare di una

pulizia professionale periodica per rimuovere accumuli di prodotti e mantenere l'aspetto naturale. I professionisti utilizzano prodotti e tecniche specializzati per pulire a fondo la protesi senza danneggiarla.

Prodotti Specifici

Oli e Sieri

Gli oli e i sieri specifici per protesi capillari possono migliorare la lucentezza e la morbidezza dei capelli. Applicali con moderazione per evitare di appesantire i capelli. Gli oli naturali come l'argan e il cocco sono particolarmente indicati per i capelli naturali.

Spray Antistatici

Gli spray antistatici aiutano a prevenire l'effetto crespo e a mantenere i capelli della protesi in ordine. Questi prodotti sono particolarmente utili in ambienti secchi o durante l'inverno, quando l'elettricità statica può essere un problema.

Consigli per la Cura Quotidiana

Evitare l'Acqua Clorata e Salata

L'acqua clorata delle piscine e l'acqua salata del mare possono danneggiare le protesi capillari, specialmente quelle di capelli naturali. Prima di nuotare, indossa una cuffia protettiva o evita di immergere la protesi in acqua. Dopo l'esposizione a cloro o sale, risciacqua immediatamente la protesi con acqua fresca e applica un balsamo idratante.

Protezione Termica

Proteggi la protesi capillare dai danni causati dal calore utilizzando prodotti termoprotettori prima di asciugare o stilizzare con strumenti a caldo. Evita di esporre la protesi a fonti di calore eccessive come phon, piastre e arricciacapelli ad alta temperatura.

Considerazioni Speciali per Diversi Tipi di Protesi

Protesi di Capelli Naturali

Trattamenti Profondi

Le protesi di capelli naturali possono beneficiare di trattamenti profondi periodici per mantenere l'idratazione e la salute dei capelli. Utilizza maschere nutrienti e trattamenti riparatori almeno una volta al mese per migliorare la forza e la lucentezza dei capelli.

Tintura e Colorazione

Le protesi di capelli naturali possono essere tinte e colorate, ma è importante farlo con attenzione per evitare danni. Consulta un professionista per i servizi di colorazione e utilizza prodotti specifici per capelli trattati chimicamente per mantenere la protesi sana e vibrante.

Protesi di Capelli Sintetici

Evitare l'Esposizione al Calore

Le protesi di capelli sintetici sono particolarmente

sensibili al calore. Evita di esporle a fonti di calore diretto come phon, piastre e arricciacapelli, a meno che non siano specificamente progettate per l'uso con fibre sintetiche resistenti al calore.

Rinfresco dello Stile

Per rinfrescare lo stile delle protesi di capelli sintetici, utilizza acqua fredda o tiepida e prodotti specifici per fibre sintetiche. Pettina delicatamente per rimuovere eventuali nodi e modellare i capelli con le mani o un pettine a denti larghi.

Manutenzione della Base della Protesi

Pulizia della Base

Rimozione degli Adesivi

La base della protesi, che può essere realizzata in vari materiali come poliuretano o lace, richiede una pulizia regolare per rimuovere residui di adesivi e mantenere l'aderenza. Utilizza solventi specifici per adesivi per parrucche per sciogliere e rimuovere delicatamente i residui senza danneggiare la base.

Lavaggio della Base

Lava la base della protesi con acqua tiepida e un detergente delicato. Evita di strofinare energicamente per non danneggiare la struttura della base. Risciacqua accuratamente e lascia asciugare all'aria.

Riparazione della Base

Riparazione del Lace

Se la base in lace della protesi si danneggia, consulta un professionista per le riparazioni. Il lace può essere delicato e richiede tecniche specializzate per la riparazione, come l'aggiunta di nuovi fili di lace o la sostituzione di sezioni danneggiate.

Rinforzo del Poliuretano

Le basi in poliuretano possono richiedere rinforzi o riparazioni in caso di usura. I professionisti possono applicare strati di poliuretano o materiali adesivi per rinforzare le aree danneggiate e prolungare la durata della base.

Nella maggior parte dei casi è consigliabile

acquistare una nuova protesi

Consigli per la Durata a Lungo Termine

Alternanza delle Protesi

Per prolungare la durata delle protesi capillari, considera l'uso di più di una protesi. Alternare l'uso delle protesi permette a ciascuna di "riposare" e riduce l'usura complessiva. Questo approccio può anche fornire opzioni di stile diverse per occasioni differenti.

Protezione dal Sole

La luce solare diretta può danneggiare le protesi capillari, causando scolorimento e deterioramento dei materiali. Indossa cappelli o usa spray protettivi UV specifici per protesi capillari quando sei all'aperto per proteggere i capelli e la base.

Manutenzione Regolare

Stabilisci una routine di manutenzione regolare per le tue protesi capillari. Pianifica lavaggi, condizionamenti, e trattamenti profondi periodici per mantenere i capelli in condizioni ottimali. La manutenzione regolare previene l'accumulo di sporco e prodotti, migliorando l'aspetto e la durata della protesi.

Conclusioni

La cura e la manutenzione delle protesi capillari sono essenziali per preservare la loro bellezza e funzionalità nel tempo. Con una corretta manutenzione, le protesi capillari possono offrire un aspetto naturale e duraturo, migliorando la qualità della vita dei portatori. Seguendo le linee guida e i consigli presentati in questo capitolo, è possibile mantenere le protesi capillari in condizioni ottimali, garantendo una lunga durata e un aspetto impeccabile.

Investire tempo e attenzione nella cura delle protesi capillari non solo preserva il loro aspetto, ma contribuisce anche al benessere psicologico e alla fiducia in se stessi del portatore. Con la giusta manutenzione e l'uso di prodotti adeguati, le protesi capillari possono continuare a rappresentare una soluzione efficace e soddisfacente per la perdita di capelli.

Capitolo 7
Testimonianze e Casi Studi

Introduzione

Le testimonianze e i casi studi sono strumenti potenti per comprendere l'impatto reale delle protesi capillari sulla vita delle persone. Mentre i dati tecnici e le informazioni sui prodotti sono essenziali, le esperienze personali offrono una visione profonda di come le protesi capillari possano trasformare non solo l'aspetto fisico ma anche la fiducia e il benessere psicologico degli individui. Questo capitolo raccoglie una serie di testimonianze e casi di studio che evidenziano i benefici, le sfide e le soluzioni adottate da coloro che hanno scelto di utilizzare protesi capillari.

Testimonianze

Caso 1: Maria, 45 anni - Riconquistare la Fiducia

Maria ha iniziato a perdere i capelli all'età di 40 anni, un'esperienza che ha avuto un impatto significativo sulla sua autostima e sulla sua vita sociale. Dopo aver provato vari trattamenti senza successo, ha deciso di optare per una protesi capillare.

Prima della Protesi

"Perdere i capelli è stato devastante. Mi sentivo costantemente osservata e giudicata. Evitavo le uscite sociali e persino il mio lavoro ne ha risentito. Ho provato shampoo, integratori e trattamenti medici, ma nulla sembrava funzionare."

L'Esperienza con la Protesi

"L'installazione della protesi capillare è stata una svolta. Per la prima volta dopo anni, mi sono sentita di nuovo come me stessa. I capelli sembravano naturali e la sensazione di sicurezza che ho provato è stata indescrivibile. Ora partecipo attivamente a eventi sociali e sono persino stata promossa al lavoro."

Impatto Emotivo e Sociale

"Le protesi capillari mi hanno restituito la mia vita. Non solo ho riguadagnato fiducia in me stessa, ma ho anche ripreso a godermi le attività quotidiane senza ansia. La mia famiglia e i miei amici hanno notato un cambiamento positivo nel mio atteggiamento e nel mio umore."

Caso 2: Giovanni, 30 anni - Una Nuova Opportunità Professionale

Giovanni ha iniziato a perdere i capelli durante l'università, una situazione che ha influenzato profondamente la sua percezione di sé e le sue opportunità professionali.

La Sfida della Calvizie

"Quando ho iniziato a perdere i capelli, mi sentivo meno sicuro di me stesso. Questo ha influenzato la mia capacità di presentarmi in modo sicuro ai colloqui di lavoro e nelle interazioni professionali."

La Scelta della Protesi

"Dopo aver fatto ricerche e consultato esperti, ho deciso di provare una protesi capillare. Ero inizialmente scettico, ma il risultato è stato sorprendente. I capelli sembrano così naturali che nessuno sospetta che indossi una protesi."

Benefici Professionali

"La mia fiducia è aumentata notevolmente, e questo

si riflette nelle mie prestazioni lavorative. Ora lavoro in un ruolo di vendita che richiede molta interazione faccia a faccia, e la mia protesi capillare mi ha dato la sicurezza di cui avevo bisogno per eccellere."

Caso 3: Laura, 50 anni - Affrontare l'Alopecia

Laura ha vissuto con l'alopecia per gran parte della sua vita. Dopo vari tentativi di nascondere la sua condizione con sciarpe e cappelli, ha deciso di provare le protesi capillari.

Lottare con l'Alopecia

"L'alopecia mi ha accompagnata sin dall'adolescenza. Mi sono sempre sentita diversa e cercavo di nascondere la mia condizione il più possibile. Questo ha limitato la mia vita sociale e personale."

La Decisione di Usare una Protesi

"Finalmente ho deciso di provare una protesi capillare dopo aver visto i risultati su un'amica. L'adattamento è stato incredibile. Per la prima volta, non mi preoccupavo più del mio aspetto."

Cambiamento nella Qualità della Vita

"Le protesi capillari mi hanno permesso di vivere senza l'ansia costante legata all'alopecia. Ho ripreso a frequentare eventi sociali, ho iniziato a viaggiare di più e, soprattutto, mi sento finalmente a mio agio con me stessa."

Casi Studi

Caso di Studio 1: Protesi Capillari per Pazienti Oncologici

Contesto

Il cancro e i trattamenti chemioterapici possono causare una perdita significativa dei capelli, un effetto collaterale che colpisce profondamente i pazienti. Questo case study esamina l'uso delle protesi capillari in pazienti oncologici, con particolare attenzione all'impatto psicologico e sociale.

Cliente: Sofia, 38 anni

Sofia ha ricevuto una diagnosi di cancro al seno e ha iniziato il trattamento chemioterapico, che ha portato alla perdita dei capelli.

Obiettivi

Migliorare l'autostima e il benessere psicologico del paziente.
Fornire una soluzione estetica che aiuti a mantenere un aspetto naturale durante il trattamento.

Procedura

Sofia è stata consultata da uno specialista in protesi capillari, che ha valutato le sue esigenze e preferenze. È stata realizzata una protesi personalizzata, progettata per essere confortevole e facile da gestire durante il trattamento chemioterapico.

Risultati

"Indossare la protesi capillare mi ha dato un senso di normalità durante un periodo molto difficile. Non dovevo spiegare costantemente la mia condizione alle persone e potevo concentrarmi sul mio recupero."

Conclusioni

L'uso delle protesi capillari in pazienti oncologici ha dimostrato di migliorare significativamente la qualità della vita, offrendo un sostegno emotivo e sociale durante il percorso di guarigione.

Caso di Studio 2: Protesi Capillari per Alopecia Areata

Contesto

L'alopecia areata è una condizione autoimmune che causa la perdita di capelli a chiazze. Questo case study esplora l'impatto delle protesi capillari su pazienti con questa condizione.

Cliente: Marco, 28 anni

Marco ha sviluppato l'alopecia areata a 25 anni, una condizione che ha avuto un impatto significativo sulla sua autostima e sulla sua vita sociale.

Obiettivi

Ripristinare l'aspetto naturale dei capelli.
Migliorare la qualità della vita del paziente.

Procedura

Marco è stato consultato da un esperto in protesi capillari che ha sviluppato una soluzione personalizzata per coprire le aree di perdita di capelli. La protesi è stata progettata per essere leggera e traspirante.

Risultati

"La protesi capillare ha cambiato la mia vita. Non mi preoccupo più dei giudizi degli altri e posso finalmente vivere senza l'ansia costante legata alla mia condizione."

Conclusioni

Le protesi capillari per l'alopecia areata offrono una soluzione efficace per migliorare l'autostima e la qualità della vita dei pazienti, permettendo loro di vivere con maggiore sicurezza e serenità.

Caso di Studio 3: Protesi Capillari per la Perdita di Capelli Genetica

Contesto

La perdita di capelli genetica, o alopecia androgenetica, è una delle forme più comuni di calvizie. Questo case study esamina come le protesi capillari possano offrire una soluzione estetica e psicologica per chi soffre di questa condizione.

Cliente: Elena, 35 anni

Elena ha iniziato a perdere i capelli a causa di una predisposizione genetica. La condizione ha avuto un impatto negativo sulla sua vita sociale e professionale.

Obiettivi

Ripristinare un aspetto naturale dei capelli.
Aumentare la fiducia e il benessere del paziente.

Procedura

Elena ha consultato uno specialista in protesi capillari e ha scelto una protesi che imitava perfettamente il suo colore e la sua texture naturale dei capelli. La protesi è stata realizzata su misura e installata con attenzione per garantire comfort e stabilità.

Risultati

"Indossare la protesi capillare mi ha permesso di sentirmi di nuovo me stessa. Ho ritrovato la fiducia necessaria per affrontare le sfide quotidiane, sia nella mia vita personale che professionale."

Conclusioni

Le protesi capillari rappresentano una soluzione efficace per la perdita di capelli genetica, offrendo ai pazienti la possibilità di recuperare il loro aspetto naturale e migliorare significativamente la loro qualità della vita.

Capitolo 8

Innovazioni e Futuro delle Protesi Capillari
Introduzione

Il settore delle protesi capillari ha visto notevoli innovazioni negli ultimi anni, con avanzamenti tecnologici che hanno trasformato non solo l'aspetto estetico delle protesi, ma anche il comfort e la durata. Questo capitolo esplora le ultime innovazioni nel campo delle protesi capillari, analizza le tendenze emergenti e offre uno sguardo sul futuro di questa importante soluzione per la perdita di capelli.

Innovazioni Tecnologiche

Materiali di Nuova Generazione

Capelli Sintetici Avanzati

Una delle innovazioni più significative riguarda lo sviluppo di capelli sintetici avanzati. Questi nuovi materiali sono progettati per essere incredibilmente realistici, replicando non solo l'aspetto ma anche il movimento e la sensazione dei capelli naturali. I capelli sintetici di ultima generazione sono resistenti al calore, permettendo l'uso di strumenti per lo styling senza rischi di danni. Questi capelli sono anche progettati per resistere ai danni causati da fattori ambientali come il sole e l'umidità.

Basi in Poliuretano Traspirante

Le basi delle protesi capillari hanno subito miglioramenti significativi. Le nuove basi in poliuretano traspirante offrono un comfort superiore e una migliore aderenza. Questi materiali permettono una maggiore circolazione dell'aria, riducendo il rischio di irritazioni cutanee e offrendo una sensazione più naturale al portatore. Le basi traspiranti sono anche più sottili e leggere, migliorando il comfort e l'aspetto estetico della protesi.

Tecniche di Applicazione Avanzate

Adesivi a Lunga Durata

Gli adesivi utilizzati per fissare le protesi capillari hanno visto miglioramenti significativi. I nuovi adesivi a lunga durata offrono una tenuta più forte e duratura, riducendo la necessità di ritocchi frequenti. Questi adesivi sono anche formulati per essere meno irritanti per la pelle, migliorando il comfort del portatore. Inoltre, sono resistenti all'acqua e al sudore, permettendo una vita più attiva senza preoccupazioni.

Sistemi di Fissaggio a Clip Invisibili

Un'altra innovazione riguarda i sistemi di fissaggio a clip invisibili. Questi sistemi utilizzano clip ultra-sottili che si integrano perfettamente con i capelli naturali, rendendoli praticamente invisibili. Le clip sono progettate per essere facili da applicare e rimuovere, offrendo una soluzione pratica e discreta. Questo sistema di fissaggio è particolarmente apprezzato per la sua facilità d'uso e il comfort, permettendo al portatore di gestire la protesi autonomamente.

Protesi Personalizzate

Stampa 3D

La tecnologia di stampa 3D ha rivoluzionato il processo di produzione delle protesi capillari. Con la stampa 3D, è possibile creare basi personalizzate che si adattano perfettamente alla forma del cuoio capelluto del cliente. Questo metodo consente una precisione senza precedenti e una personalizzazione completa, migliorando notevolmente il comfort e l'aspetto naturale della protesi. La stampa 3D permette anche di ridurre i tempi di produzione, rendendo il processo più efficiente.

Analisi Tricologiche Avanzate

Le analisi tricologiche avanzate utilizzano tecnologie di imaging e analisi computerizzata per valutare con precisione lo stato dei capelli e del cuoio capelluto del cliente. Queste analisi permettono di creare protesi altamente personalizzate che non solo si adattano perfettamente, ma rispondono anche alle specifiche esigenze del cliente, come la densità dei capelli e la direzione della crescita. Questo approccio migliora notevolmente l'efficacia delle protesi capillari, offrendo soluzioni su misura per ogni individuo.

Tendenze Emergenti

Protesi Capillari Eco-sostenibili

Materiali Biodegradabili

La sostenibilità è una tendenza crescente nel settore delle protesi capillari. I produttori stanno esplorando l'uso di materiali biodegradabili e sostenibili per ridurre l'impatto ambientale delle protesi. Questi materiali non solo sono ecologici, ma mantengono anche alti standard di qualità e realismo. L'adozione di materiali biodegradabili rappresenta un passo importante verso un futuro più sostenibile per il settore delle protesi capillari.

Produzione Sostenibile

Oltre ai materiali, i metodi di produzione stanno diventando più sostenibili. Le aziende stanno implementando pratiche di produzione ecologiche, come l'uso di energie rinnovabili e la riduzione degli sprechi. Questi sforzi contribuiscono a ridurre l'impatto ambientale complessivo delle protesi capillari, rendendo il processo produttivo più responsabile e sostenibile.

Protesi Capillari Integrate con Tecnologia

Sensori di Salute

Un'innovazione emergente è l'integrazione di sensori di salute nelle protesi capillari. Questi sensori possono monitorare vari parametri di salute, come la temperatura del cuoio capelluto e i livelli di umidità, fornendo dati utili per la gestione della salute del cuoio capelluto. Questi sensori possono anche avvisare il portatore di eventuali problemi, permettendo una gestione proattiva della salute dei capelli e del cuoio capelluto.

Connessione Smart

Alcune protesi capillari stanno integrando tecnologie smart che permettono di connettersi a dispositivi mobili. Queste protesi possono fornire feedback in tempo reale tramite app, aiutando i portatori a monitorare e gestire meglio la protesi. Le app possono offrire consigli su quando e come eseguire la manutenzione, migliorando l'esperienza complessiva del portatore.

Innovazioni Estetiche

Colorazione Dinamica

Una tendenza emergente nel settore delle protesi capillari è la colorazione dinamica. Questa tecnologia permette di cambiare il colore dei capelli della protesi in modo temporaneo utilizzando appositi prodotti o tecniche di styling. Questo offre ai portatori una maggiore flessibilità e possibilità di personalizzazione, permettendo di cambiare look senza dover sostituire la protesi.

Texturizzazione Avanzata

Le tecniche di texturizzazione avanzata permettono di creare protesi capillari con una varietà di texture, dalle onde naturali ai ricci stretti. Queste tecniche utilizzano materiali e processi innovativi per replicare fedelmente la texture dei capelli naturali, offrendo un aspetto e una sensazione incredibilmente realistici. La texturizzazione avanzata consente ai portatori di scegliere tra una vasta gamma di stili e look.

Il Futuro delle Protesi Capillari

Personalizzazione e Precisione

Bio-ingegneria dei Capelli

La bio-ingegneria dei capelli rappresenta il futuro delle protesi capillari.

Gli scienziati stanno esplorando la possibilità di coltivare capelli umani in laboratorio utilizzando cellule staminali. Questo approccio non solo permetterà di creare protesi capillari che utilizzano capelli veri, ma anche di personalizzare la densità, il colore e la texture dei capelli per adattarsi perfettamente alle esigenze del cliente. La bio-ingegneria dei capelli promette di rivoluzionare il settore, offrendo soluzioni altamente personalizzate e naturali.

Intelligenza Artificiale e Machine Learning

L'uso dell'intelligenza artificiale (IA) e del machine learning sta iniziando a giocare un ruolo significativo nella personalizzazione delle protesi capillari. Attraverso l'analisi di grandi quantità di dati sui clienti, le IA possono identificare pattern e fornire raccomandazioni altamente precise per la realizzazione delle protesi. Queste tecnologie possono anche migliorare l'accuratezza delle analisi tricologiche e dei test di adattamento, garantendo che ogni protesi sia perfettamente su misura per il cliente.

Materiali e Metodi Sostenibili

Innovazioni nei Materiali

Le innovazioni nei materiali continuano a spingere i confini di ciò che è possibile con le protesi capillari. I materiali nuovi, come i polimeri biodegradabili e le fibre di origine biologica, stanno diventando sempre più popolari. Questi materiali non solo riducono l'impatto ambientale, ma offrono anche benefici in termini di comfort e durata. I produttori stanno lavorando per sviluppare materiali che siano sia sostenibili che efficaci, offrendo soluzioni che soddisfino le esigenze estetiche e ambientali dei clienti.

Metodi di Produzione Ecologici

Il futuro delle protesi capillari vede un maggiore impegno verso la produzione ecologica. L'adozione di energie rinnovabili, la riduzione degli sprechi e l'implementazione di pratiche di produzione circolare sono solo alcune delle iniziative che le aziende stanno intraprendendo per rendere i loro processi più sostenibili. Questi sforzi non solo contribuiscono a ridurre l'impatto ambientale, ma migliorano anche la reputazione delle aziende, rispondendo alla crescente domanda dei consumatori per prodotti più responsabili.

Integrazione della Tecnologia

Protesi Capillari Smart

Le protesi capillari del futuro saranno sempre più integrate con la tecnologia smart. Sensori avanzati integrati nelle protesi possono monitorare la salute del cuoio capelluto, misurando parametri come la temperatura, l'umidità e il pH. Questi dati possono essere inviati a un'applicazione mobile che fornisce feedback e suggerimenti personalizzati per la cura della protesi e del cuoio capelluto. Questa tecnologia permetterà ai portatori di gestire meglio la loro protesi e di intervenire tempestivamente in caso di problemi.

Realità Aumentata (AR) e Virtuale (VR)

Le tecnologie di realtà aumentata (AR) e realtà virtuale (VR) stanno iniziando a trovare applicazioni anche nel settore delle protesi capillari. I clienti possono utilizzare applicazioni AR per vedere in tempo reale come appariranno con diverse protesi, permettendo una scelta più informata e personalizzata. La VR può essere utilizzata per simulazioni dettagliate durante il processo di progettazione, aiutando i tecnici a creare protesi che si adattino perfettamente alle esigenze estetiche e funzionali dei clienti.

Evoluzione del Design Estetico

Naturalità Estrema

Il design estetico delle protesi capillari continuerà a evolversi verso una naturalità sempre maggiore. I produttori stanno sviluppando tecniche innovative per imitare perfettamente i capelli naturali, compresa la variazione del colore lungo il capello, la creazione di punte naturali e la riproduzione delle microstrutture che danno ai capelli la loro particolare lucentezza e movimento. L'obiettivo è rendere le protesi indistinguibili dai capelli naturali, sia alla vista che al tatto.

Versatilità dello Stile

Le protesi capillari del futuro offriranno una versatilità di stile senza precedenti. Le nuove tecnologie permetteranno ai portatori di cambiare il colore, la texture e lo stile dei capelli senza dover sostituire la protesi. Questo sarà possibile grazie a materiali innovativi che rispondono a trattamenti temporanei e a tecnologie di styling integrate. I portatori potranno così adattare il loro look alle tendenze del momento e alle loro preferenze personali con grande facilità.

Impatto delle Innovazioni sul Mercato

Crescita del Settore

Le innovazioni nel settore delle protesi capillari stanno guidando una crescita significativa del mercato.

La crescente consapevolezza delle soluzioni disponibili, insieme ai miglioramenti in termini di qualità e accessibilità, sta aumentando la domanda di protesi capillari. Le aziende che investono in ricerca e sviluppo per creare prodotti innovativi stanno vedendo un aumento della loro quota di mercato e della soddisfazione dei clienti.

Accessibilità Economica

Un aspetto cruciale delle innovazioni future è l'accessibilità economica. Le nuove tecnologie e i metodi di produzione più efficienti stanno contribuendo a ridurre i costi delle protesi capillari, rendendole accessibili a un pubblico più ampio. Questa democratizzazione delle soluzioni per la perdita di capelli è fondamentale per garantire che un numero maggiore di persone possa beneficiare dei miglioramenti in termini di qualità e comfort offerti dalle protesi capillari moderne.

Personalizzazione di Massa

L'evoluzione della tecnologia e dei materiali sta rendendo possibile la personalizzazione di massa. Questo significa che le protesi capillari possono essere prodotte in grandi quantità ma con un alto grado di personalizzazione per ogni singolo cliente. L'uso di dati e algoritmi avanzati consente di creare protesi su misura senza compromettere l'efficienza della produzione, offrendo un prodotto finale che si adatta perfettamente alle esigenze individuali dei clienti.

Nuove Opportunità di Mercato

Le innovazioni stanno anche aprendo nuove opportunità di mercato. Ad esempio, le protesi capillari integrate con tecnologie smart potrebbero attrarre un segmento di consumatori tecnologicamente avanzati che cercano soluzioni innovative e all'avanguardia. Inoltre, le protesi capillari eco-sostenibili potrebbero diventare molto popolari tra i consumatori consapevoli dell'ambiente, creando un nuovo segmento di mercato basato sulla sostenibilità.

Conclusioni

Le innovazioni nel settore delle protesi capillari stanno trasformando radicalmente il modo in cui le persone affrontano la perdita di capelli. Materiali avanzati, tecniche di applicazione all'avanguardia e l'integrazione della tecnologia stanno migliorando significativamente il comfort, la durata e l'aspetto naturale delle protesi capillari. Le tendenze emergenti verso la sostenibilità e la personalizzazione stanno aprendo nuove opportunità di mercato e rendendo le protesi capillari accessibili a un pubblico più ampio.

Guardando al futuro, la bio-ingegneria dei capelli, l'intelligenza artificiale e le tecnologie di realtà aumentata e virtuale promettono di rivoluzionare ulteriormente il settore, offrendo soluzioni sempre più personalizzate e innovative. Il design estetico delle protesi continuerà a evolversi, offrendo una naturalità estrema e una versatilità di stile che permetteranno ai portatori di adattare il loro look alle tendenze del momento e alle loro preferenze personali.

In sintesi, il futuro delle protesi capillari è estremamente promettente, con innovazioni che non solo migliorano l'aspetto e il comfort, ma anche la qualità della vita dei portatori. Le protesi capillari del futuro saranno più realistiche, più sostenibili e più integrate con la tecnologia, offrendo soluzioni avanzate per affrontare la perdita di capelli in modo efficace e personalizzato. Le aziende che sapranno abbracciare queste innovazioni saranno ben posizionate per guidare il mercato e soddisfare le esigenze dei clienti di domani.

Capitolo 10

Conclusione

La nostra esplorazione sulle protesi capillari ci ha condotto attraverso un viaggio affascinante nel mondo della tricologia, della tecnologia e della moda. In questo capitolo conclusivo, riassumeremo le principali conclusioni emerse durante il nostro percorso e rifletteremo sul significato più ampio delle protesi capillari nella società contemporanea.

Riassunto delle Principali Conclusioni

Evoluzione Storica

Abbiamo esaminato come le protesi capillari abbiano una lunga storia che affonda le sue radici nelle antiche civiltà fino alle innovazioni moderne del ventunesimo secolo. Questa evoluzione storica riflette l'importanza culturale e sociale dei capelli nella percezione umana dell'identità e dell'estetica.

Tecnologie Avanzate

Le protesi capillari moderne si avvalgono di tecnologie avanzate per offrire soluzioni sempre più personalizzate, realistiche e confortevoli. Dalla bio-ingegneria dei capelli all'intelligenza artificiale e alla realtà aumentata, le tecnologie emergenti stanno trasformando il settore e migliorando l'esperienza dei clienti.

Varie Opzioni

Abbiamo esplorato una vasta gamma di opzioni disponibili per chiunque stia considerando l'uso di una protesi capillare, dalle parrucche alle toppe per capelli, ai sistemi di integrazione permanente. Ogni opzione ha i suoi vantaggi e svantaggi, e la scelta dipende dalle preferenze personali, dalle esigenze individuali e dal budget disponibile.

Impatto Emotivo e Sociale

La perdita di capelli può avere un impatto significativo sull'autostima, sull'immagine di sé e sul benessere emotivo di un individuo. Le protesi capillari offrono un modo efficace per affrontare questi problemi, fornendo una soluzione estetica e praticabile che può migliorare la qualità della vita e la fiducia in se stessi.

Accessibilità e Inclusione

È importante sottolineare l'importanza dell'accessibilità e dell'inclusione nel settore delle protesi capillari. Tutti dovrebbero avere accesso a soluzioni di qualità per affrontare la perdita di capelli, indipendentemente dalla loro etnia, genere, orientamento sessuale o status socio-economico. L'industria deve continuare a lavorare per garantire che le protesi capillari siano accessibili a tutti e che riflettano la diversità della nostra società.

Il Significato delle Protesi Capillari

Le protesi capillari vanno ben oltre il semplice ripristino dei capelli persi. Esse rappresentano una dichiarazione di fiducia, un'espressione di identità e un mezzo per esprimere la propria individualità. Le protesi capillari consentono alle persone di definire il proprio aspetto esteriore in modo autentico e gratificante, contribuendo così al loro benessere emotivo e sociale.

Autenticità e Autostima

Indipendentemente dal motivo per cui qualcuno sceglie di utilizzare una protesi capillare, è importante riconoscere il valore dell'autenticità e della sincerità nel processo decisionale. Ognuno dovrebbe sentirsi libero di esplorare le proprie opzioni e di fare scelte che rispecchino la propria autenticità e autostima. Le protesi capillari offrono un modo per farlo, permettendo alle persone di sentirsi bene nella propria pelle e di esprimere se stesse senza compromessi.

Empowerment e Libertà di Scelta

Le protesi capillari rappresentano anche un potente strumento di empowerment e libertà di scelta. Consentono alle persone di assumere il controllo della propria immagine e di definire il proprio stile personale, indipendentemente dalle pressioni esterne o dagli standard di bellezza convenzionali. In un mondo in cui l'immagine è spesso giudicata e valutata, le protesi capillari offrono un rifugio di autonomia e autodeterminazione.

Accettazione e Inclusione

Infine, le protesi capillari promuovono l'accettazione e l'inclusione di persone di tutte le età, razze, generi e orientamenti sessuali. Riconoscere e rispettare la diversità delle esperienze individuali è essenziale per costruire una società più inclusiva e compassionevole. Le protesi capillari contribuiscono a questo obiettivo fornendo soluzioni accessibili e rispettose per affrontare la perdita di capelli in modo dignitoso e non discriminatorio.

Conclusioni Finali

In conclusione, le protesi capillari rappresentano molto più di semplici accessori estetici. Sono strumenti di autenticità, empowerment e inclusione che consentono alle persone di esprimere se stesse e di sentirsi bene nella propria pelle. Attraverso l'innovazione tecnologica, l'accessibilità e il rispetto per la diversità, le protesi capillari stanno trasformando il modo in cui affrontiamo la perdita di capelli e definiamo la nostra identità.

Guardando al futuro, è essenziale che continuiamo a promuovere una cultura di accettazione e inclusione, dove ogni individuo ha la libertà di scegliere ciò che è meglio per sé. Le protesi capillari giocano un ruolo fondamentale in questo processo, offrendo supporto e soluzioni pratiche per affrontare le sfide della perdita di capelli in modo empatico e rispettoso.

Che tu sia interessato alle protesi capillari per motivi estetici, funzionali o personali, ricorda che sei parte di una comunità globale che comprende persone di ogni genere, etnia, età e background. Insieme, possiamo celebrare la diversità e promuovere una cultura di amore, accettazione e inclusione in cui ogni individuo è libero di essere se stesso

INFORMAZIONI SULL'AUTORE

Fabrizio Silvagni è un rinomato parrucchiere con oltre trent'anni di esperienza nel settore. Ha iniziato la sua carriera nel 1990, mostrando fin da subito una passione e un talento straordinari per l'arte della coiffure. Nel corso degli anni, ha acquisito una vasta conoscenza nel campo dei tagli, delle acconciature e del trattamento dei capelli.

Durante la sua carriera, Fabrizio ha lavorato con alcune delle principali aziende nel settore degli infoltimenti dei capelli. Ha ricoperto il ruolo di tecnico responsabile per due delle maggiori aziende di infoltimenti a livello mondiale, dove ha contribuito allo sviluppo e alla messa a punto di nuove tecniche e prodotti per risolvere i problemi legati alla perdita di capelli.

Attualmente, Fabrizio è il titolare del rinomato salone Silvagni Group, situato a Grottaferrata, in provincia di Roma. Il suo salone è rinomato per l'alta qualità dei servizi offerti e per l'approccio professionale e personalizzato che offre a ogni cliente. Fabrizio e il suo team sono apprezzati per la loro attenzione ai dettagli, la creatività nell'arte della coiffure e la capacità di ascoltare e soddisfare le esigenze individuali dei clienti.

Oltre al suo impegno nel salone, Fabrizio è anche un educatore nel settore della parrucchieria. Condivide volentieri la sua vasta esperienza e le sue conoscenze con altri professionisti del settore, tenendo corsi e workshop su tagli, colori e trattamenti dei capelli.

La reputazione di Fabrizio Silvagni nel settore della parrucchieria è sinonimo di eccellenza, professionalità e passione per il suo lavoro. La sua dedizione nel fornire servizi di alta qualità e soluzioni innovative per la perdita di capelli ha reso il suo salone un punto di riferimento per chiunque cerchi un'esperienza di styling superiore nella zona di Roma.